BEI GRIN MACHT SICH IHR
WISSEN BEZAHLT

- Wir veröffentlichen Ihre Hausarbeit,
  Bachelor- und Masterarbeit

- Ihr eigenes eBook und Buch -
  weltweit in allen wichtigen Shops

- Verdienen Sie an jedem Verkauf

Jetzt bei www.GRIN.com hochladen
und kostenlos publizieren

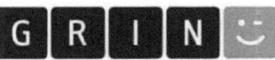

Bibliografische Information der Deutschen Nationalbibliothek:

Die Deutsche Bibliothek verzeichnet diese Publikation in der Deutschen National-bibliografie; detaillierte bibliografische Daten sind im Internet über http://dnb.d-nb.de/ abrufbar.

Impressum:

Copyright © 2018 GRIN Verlag
Druck und Bindung: Books on Demand GmbH, Norderstedt Germany
ISBN: 9783346127723

Dieses Buch bei GRIN:

https://www.grin.com/document/535271

Marvin Haas

Selbst - und Zeitmanagement als Erfolgsfaktor im Studium

GRIN Verlag

GRIN - Your knowledge has value

Der GRIN Verlag publiziert seit 1998 wissenschaftliche Arbeiten von Studenten, Hochschullehrern und anderen Akademikern als eBook und gedrucktes Buch. Die Verlagswebsite www.grin.com ist die ideale Plattform zur Veröffentlichung von Hausarbeiten, Abschlussarbeiten, wissenschaftlichen Aufsätzen, Dissertationen und Fachbüchern.

Besuchen Sie uns im Internet:

http://www.grin.com/

http://www.facebook.com/grincom

http://www.twitter.com/grin_com

Einsendepräsentation

Aufgabe 1: Selbst – und Zeitmanagement als Erfolgsfaktor im Studium

Abgeben am 6. Oktober 2018 im Prüfungssekretariat

SRH Fernhochschule

Modul: Selbstmanagement

Studiengang: Sportmanagement

von

Marvin Haas

Inhaltsverzeichnis

Abkürzungsverzeichnis

Aufl.   Auflage

bzw.   beziehungsweise

etc.   et cetera

vgl.   vergleiche

ZRM   Zürcher Ressourcen Modell

Abbildungsverzeichnis

Tabellenverzeichnis

Anlagenverzeichnis

a) Beschreibung einer Zuhöreranalyse

Es liegt die Aufgabenstellung vor, einen Vortrag über „Selbst – und Zeitmanagement im Studium" vor einer Gruppe von Erstsemestern zu halten. Grundlage einer gelungenen Präsentation ist stets die Analyse der Zuhörerschaft, vor denen man entsprechenden Vortrag hält. Durch diese im Vorfeld gesammelten Informationen können die Kernbotschaften zielgerecht übermittelt werden. Zur Vorbereitung der Analyse sollten folgende Fragen beantwortet werden: [1]

Wie setzt sich das Publikum in Bezug auf Anzahl, Alter, Vorwissen, etc. zusammen? In unserem Beispiel würde man die Fragen entsprechend beantworten können: Insgesamt nehmen 25 Studierende am Vortrag teil. Sie sind heterogen in Bezug auf das Alter. Fünf Personen haben bereits ein Präsenzstudium abgebrochen, sowie eine Studentin mit abgeschlossenem Chemiestudium findet sich im Publikum wider. 90 Prozent der Teilnehmer sind berufstätig, 30 Prozent haben Familie mit Kindern. Die Beantwortung dieser Fragen stellt einen ersten Überblick dar, mit wem es der Präsentierende eigentlich zu tun hat. Im nächsten Schritt geht es darum genauer auf die Zuhörer einzugehen. Kernfragen sind hier etwa: Was ist für sie interessant und wichtig? Welche Erwartungen haben sie an den Vortrag? [2] Beantworten würde man die Fragen folgendermaßen: Die Zuhörer möchten Informationen über Zeit – und Selbstmanagement erhalten und erfahren, wie sie ihre begrenzte Zeit während des Studiums optimal nutzen können. Je nach Thema des Vortrags könnten aktuelle Fragestellungen interessant sein: Was bewegt die Menschen zurzeit? Gibt es Fragestellungen aus Wirtschaft, Politik, Sport oder Gesellschaft, die von Interesse wären? Außerdem sollte der Redner vorausschauend agieren, indem er sich fragt, ob er mit etwaigen Widerständen oder kritischen Fragen seitens des Publikums rechnen muss. Wird erwartet, dass der Vortrag lediglich informiert oder dass eine sachbezogene Argumentationskette erstellt wird? [3]

Abschließend soll gesagt sein, dass die Antworten auf diese Fragen, in den meisten Fällen, lediglich Vermutungen darstellen. Sie können einem Präsentator jedoch einen ersten Überblick sowie Sicherheit geben.

---

[1] Vgl. Thiele, A. (2010)
[2] Vgl. Thiele, A. (2010)
[3] Vgl. Thiele, A. (2010)

b) Zielsetzung und Kernbotschaft der Präsentation

Ziel des Vortrags ist es zu informieren, den Zuhörern Wissen zu vermitteln. Konkret wird versucht, den Studierenden Mittel und Wege aufzuzeigen, wie sie mit den begrenzten Ressourcen während des Studiums, überwiegend wird dies der Faktor Zeit sein, umgehen, um ihr eigenes Ziel bestmöglich zu erreichen. Die Kernbotschaft lautet: Durch Anwenden der dargestellten Selbst – und Zeitmanagementkonzepte optimieren Sie den Aufwand und reduzieren den Stress im Studium ohne Leistungseinbuße.

c) Konzept der Präsentation

Gliederung:

Bei der Gliederung orientiere ich mich an der klassischen Einleitung-Hauptteil-Schluss Systematik. Der Fokus des Vortrags liegt dennoch klar auf dem Hauptteil. Zunächst begrüße ich die Zuhörer und beginne mit der Vorstellung meiner Person. Anschließend lege ich die Ausgangsfragestellung dar, sowie das Thema der Präsentation. Abgeschlossen wird die Einleitung mit der Zielsetzung und der Kernbotschaft des Vortrags. Im Folgenden Hauptteil werden die unterschiedlichen Selbst – und Zeitmanagementkonzepte und -theorien vorgestellt. Die Präsentation endet schließlich mit genanntem Schluss, der aus einem Fazit bzw. Resümee besteht, sowie einem Ausblick und einer Überleitung zur anschließenden Diskussion. Gesamt betrachtet würde die Gliederung folgendermaßen aussehen:

Einleitung

- Eröffnung (Begrüßung, Vorstellung, etc.)
- Ausgangsfragestellung
- Thema der Präsentation
- Zielsetzung und Kernbotschaft

Hauptteil

- Definition von Selbstmanagement und Zeitmanagement
- Transtheoretisches Modell der Verhaltensänderung
- Der Selbstmanagementansatz
- Zürcher Ressourcen Modell des Selbstmanagements (ZRM)
- Zeitmanagement

Schluss

- Fazit und Resümee
- Ausblick
- Überleitung zur Diskussion

Medieneinsatz:

Mein Hauptmedium stellt der Laptop in Kombination mit einem Beamer dar. Über diese beiden Geräte wird eine foliengestützte Power-Point Präsentation an die Wand projiziert. Aufgrund der relativ kleinen Teilnehmerzahl von 25 Personen werde ich als Nebenmedium das Flipchart integrieren. Auf diesem werde ich in der anschließenden Diskussion stichwortartige Gedankengänge notieren. Entweder abgeleitet von Beiträgen der Zuhörer oder von meinen Gedankengängen. Zusätzlich kann das Flipchart als Spontanmedium agieren, falls etwaige Fragen während bzw. nach der Präsentation auftreten sollten. Diese können hierauf notiert werden, um sie zu visualisieren und jedem zugänglich zu machen. Je nach Umfang wird die Antwort ebenfalls auf dem Flipchart notiert.

Zeitliche Planung:

Aufgrund der begrenzten Vortragszeit von 20 Minuten und der Wichtigkeit des Hauptteils, wird dieser die meiste Zeit in Anspruch nehmen. Als grobe Richtlinie habe ich zwei Minuten für die Einleitung veranschlagt, 15 Minuten für den Hauptteil, sowie drei Minuten für den Schluss.

Einleitung 10 % → Hauptteil 75 % → Schluss 15 %

Abbildung 1:   Zeitliche Einteilung (Quelle: Eigene Darstellung)

Methodik der Präsentation:

Die Grundmethodik der Präsentation sieht folgendermaßen aus: Zunächst werden die Selbst – und Zeitmanagementtechniken und -konzepte vorgestellt, erklärt und verständlich aufgezeigt. Anschließend wird dargelegt, wie diese genau umzusetzen sind, sowie den Nutzen, den einem diese Modelle im Studium bringen.

Definition von Selbstmanagement und Zeitmanagement

Der erste Schritt muss sein, die Begrifflichkeiten zu erklären, sowie ihr Verhältnis zueinander darzulegen, um den Zuhörern einen ersten Überblick über die Materie zu geben, bevor explizite Techniken und Methoden zur Sprache kommen. So wird der Einstieg in die Präsentation für beide Seiten erleichtert.

Eine Definition von Wiese etwa zum Thema Selbstmanagement lautet wie folgt: „Arbeitsbezogenes bzw. berufliches Selbstmanagement bezieht sich auf das Setzen arbeits – und berufsbezogener Ziele sowie den Einsatz von Handlungsmitteln zur Verfolgung dieser Ziele, einschließlich der Beobachtung und Bewertung von Zielfortschritten. Ein erfolgreiches Selbstmanagement umfasst die zyklische Anpassung von Zielsetzungen und Handlungen an sich ändernde personenimmanente sowie externe Möglichkeiten und Restriktionen." [4]

Da diese Definition ziemlich abstrakt formuliert ist, wird sie den wenigsten auf Anhieb geläufig sein. Aus diesem Grund werde ich im nächsten Schritt die Definition in ihre Einzelheiten zerlegen und anhand eines Beispiels verständlich aufbereiten. Die gleiche Vorgehensweise werde ich auch zur Definition von Zeitmanagement anwenden.

Als Grundlage verwende ich die Definition aus dem Wirtschaftslexikon „onpulson". Dieses definiert Zeitmanagement wie folgt: „Zeitmanagement ist die bewusste Kontrolle der für Arbeitsaufgaben aufgewendeten Zeit, mit dem Ziel der Maximierung persönlicher Effizienz. Zum Zeitmanagement gehört die Analyse, wie Zeit eingesetzt wird, und das folgende Festlegen von Prioritäten bei den verschiedenen Arbeitsaufgaben. Handlungen können reorganisiert werden, um sich auf die wichtigsten zu konzentrieren." [5]

Als Grundaussage kann festgehalten werden, dass Selbstmanagement als Überbegriff gilt, während Zeitmanagement lediglich ein Teilaspekt des Selbstmanagements darstellt. Ihr genaues Verhältnis zueinander wird sich im Laufe des Vortrags herausstellen. Dieses werde ich schließlich am Ende des Vortrags mit den Zuhörern am Flipchart erarbeiten.

Im nächsten Schritt werde ich nun genauer in die Materie einsteigen und das erste Selbstmanagementmodell vorstellen. Dieses ist das **transtheoretische Modell der Verhaltensänderung.**

---

[4] Vgl. Wiese, B. S. (2008), S.153
[5] Vgl. onpulson (2018)

6

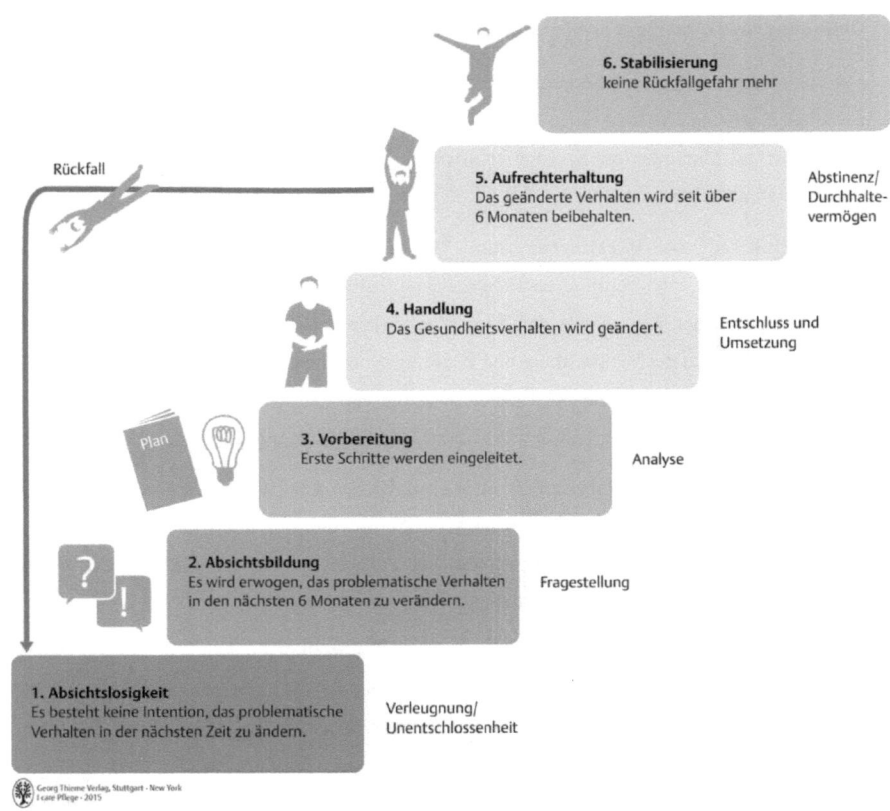

Abbildung 2:   Transtheoretisches Modell der Verhaltensänderung (Quelle: Georg Thieme Verlag (2015))

Dieser Ansatz wurde von den Psychologen Prochaska und DiClemente (1982) entwickelt. Eine der Grundannahmen besagt, dass, bis schließlich eine Verhaltensänderung eintritt, zuvor sechs Stufen durchschritten werden müssen. Man spricht auch von den Stufen der Verhaltensänderung (stages of change). [6]

Für das Studium ist es wichtig jenes Modell zu kennen und es auch anzuwenden, um die vorhandene Zeit optimal zu nutzen. Häufig liegt der Fall vor, dass einem nicht bewusst ist, ein Problem zu haben. Man befindet sich hierbei bereits auf Stufe 1, die auch als „Sorglosigkeit" bezeichnet wird. In Stufe 2 wiederum nimmt man die Situation schließlich als Problem war.

---

[6] Vgl. Maurischat, C. (2001), S. 9

Dies zeigt sich unter Umständen daran, nicht alle Aufgaben zeitgemäß erledigen zu können. Hausarbeiten vorm Studium werden immer weiter nach hinten verschoben, da die berufliche Beanspruchung zu groß erscheint. Dies führt uns zu Stufe 3, der Vorbereitung. Hier werden erste Maßnahmen getroffen, um entsprechendes Problem zu lösen. Diese werden schließlich in Stufe 4 umgesetzt. Sie sind hier auch sichtbar, sowohl für einen selbst als auch für andere. In Stufe 5 wird dann versucht, die getroffenen Maßnahmen weiterzuführen bzw. aufrechtzuerhalten. Das Verhalten automatisiert sich in dieser Phase, weswegen für die Aufrechterhaltung weniger Ressourcen notwendig sind. In Stufe 6 wird der Prozess schließlich abgeschlossen. Die Maßnahmen werden planmäßig ausgeführt, sie erfüllen ihren Zweck und es besteht auch keine Gefahr mehr eines Rückfalls in alte Verhaltensmuster. Die Veränderung ist vollzogen, die Zeit wird nun besser genutzt und es kann sich dem Studium wie geplant gewidmet werden. Es muss sich nun nicht mehr persönlichen oder beruflichen Verpflichtungen anstellen. Zur Verdeutlichung werde ich dieses Modell anhand eines praktischen Beispiels erarbeiten. [7]

Der Selbstmanagementansatz

Grundgedanke des Selbstmanagementansatzes von Kanfer, Reinecker und Schmelzer (1996) ist die Hilfe zur Selbsthilfe. Hierfür entwickelten sie ein Modell um Probleme zielorientiert zu lösen. Dieses Modell fußt auf insgesamt fünf unterschiedlichen Säulen.

Zur Umsetzung werden wissenschaftlich fundierte Modelle verwendet, die ihre Wirksamkeit bereits unter Beweis gestellt haben. [8]

---

[7] Vgl. Maurischat, C. (2001), S. 13-14
[8] Vgl. Schmelzer, D. (1999), S. 2

Die fünf tragenden Säulen des Selbstmanagementansatzes				
1	2	3	4	5
Menschenbild und philosophische Grundannahme n	Generelle Haltung des Beraters/Therapeute n	Enge Verbindung zur empirischen Grundlagenforschun g	7- Phasen - Modell für die Praxis	Allgemeine Selbstmanageme nt Fertigkeiten

Tabelle 1:   Fünf - Säulen des Selbstmanagement-Ansatzes (Quelle: Eigene Darstellung in Anlehnung an Schmelzer, D. (2000), S.1)

Der Ansatz geht davon aus, dass autonomisches Handeln sowie die Selbstverantwortung oberstes Ziel menschlichen Lebens ist. Bedeutet schließlich, dass es darum geht, sein eigenes Leben individuell zu verwirklichen. Im Allgemeinen sind Menschen, durch viele Instanzen geschützt, auch dazu in der Lage.   Sollte dies einmal nicht der Fall sein kommt der Selbstmanagementansatz ins Spiel. Durch externe professionelle Hilfe wird versucht wieder ein selbstverantwortliches Leben zu ermöglichen. Als Grundsatz gilt hierbei, dass die Beratung so kurz wie möglich in Anspruch genommen werden soll, jedoch auch so lange wie es notwendig ist. [9]

Für das Selbstmanagement im Studium bedeutet dies schließlich folgendes: Sollte man zu einer Zeit überfordert sein bzw. nicht mehr in der Lage sein, selbstständig die Widrigkeiten eines Studiums zu bewältigen, ist der Schritt zur Lösung des Problems, professionelle Hilfe in Anspruch zu nehmen. Bei diesem Aspekt des Vortrags werde ich die Zuhörerschaft bewusst direkt ansprechen, um ein Vertrauensverhältnis aufzubauen.

Es ist keine Schande, wenn einem das Studium über den Kopf wachsen sollte. Hierfür ist dieser Vortrag ja gedacht, um Wege aufzuzeigen, dieses Problem auch wieder zu bewältigen. Abschließend werde ich die fünf Säulen einzeln vorstellen und darlegen, wie sie einem während des Studiums helfen können. Wichtig ist es sich im Falle der Beanspruchung, auf den Berater sowie das Konzept einzulassen, um schnellstmöglich und bestmöglich die gewünschten Resultate zu erzielen. Es gilt der Grundsatz: Hilfe zur Selbsthilfe. Deshalb sollte man sich zunächst seiner eigenen Person bewusst sein bzw. werden. Dann folgt, ob und in wie weit man

---

[9] Vgl. Schmelzer, D. (1999), S.3

sich mit dem Therapeuten wohl fühlt. Erst in den letzten Phasen der Beratung folgt die explizite und praktische Anleitung zu Verhaltensänderungen respektive -modifikationen.

Zürcher Ressourcen Modell des Selbstmanagements (ZRM)

Es ist ein Konzept, das Selbstmanagementtechniken vermittelt, indem es systematisch kognitive, emotive und physiologische Elemente in den Entstehungsprozess miteinschließt. [10] Es lassen sich zwei grundlegende Bereiche des ZRM unterscheiden. Auf der einen Seite ist die neurowissenschaftliche Grundlage. Hierbei geht es darum, die Wirkungsweise des Nervensystems bzw. des Gehirns zu verstehen. Ein wichtiger Aspekt stellen hierbei die sogenannten somatischen Marker dar. Die Theorie dieser Marker geht davon aus, dass jede Erfahrung, die man macht mit einem individuellen körperlichen, auch somatisch genannt, Zustand abgespeichert wird. [11] Auf der anderen Seite steht die psychologische Grundlage. Diese zeigt sich im sogenannte Rubikon – Modell. Dieses besteht grundsätzlich aus den fünf Phasen Bedürfnis, Motiv, Intention, präaktionale Vorbereitung und Handlung. Das Modell besagt, dass man in genannter Reihenfolge die Phasen durcharbeiten soll, um an sein Ziel zu gelangen. Die Besonderheit ist, dass es eine Stelle gibt, in der Regel nach Phase 2, nach der man nicht mehr in eine vorherige Phase zurückkehren kann.

---

[10] Vgl. www.zrm.ch (2013)
[11] Vgl. Jochum, E./ Jochum, I./ Koch, A. (2011), S. 54

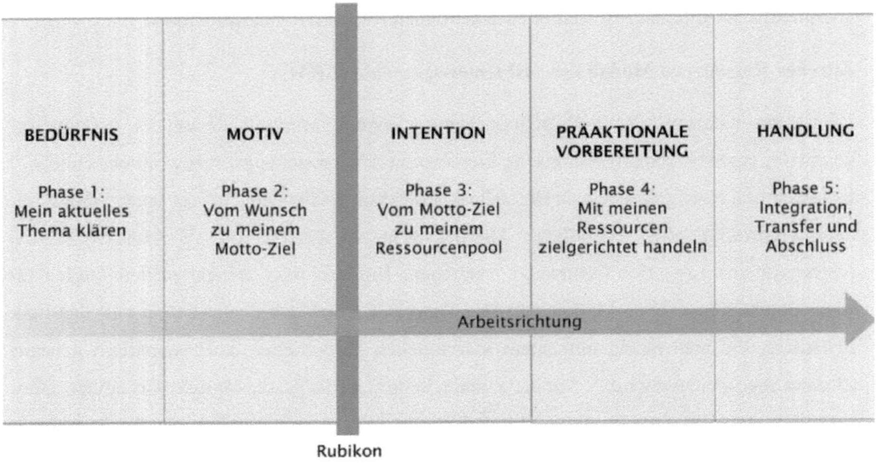

BEDÜRFNIS	MOTIV	INTENTION	PRÄAKTIONALE VORBEREITUNG	HANDLUNG
Phase 1: Mein aktuelles Thema klären	Phase 2: Vom Wunsch zu meinem Motto-Ziel	Phase 3: Vom Motto-Ziel zu meinem Ressourcenpool	Phase 4: Mit meinen Ressourcen zielgerichtet handeln	Phase 5: Integration, Transfer und Abschluss

Arbeitsrichtung

Rubikon

Abbildung 3: Der Rubikon - Prozess nach Storch und Krause (Quelle: https://www.mein-coaching-bensheim.de/seminare-zrm/)

Die Phasen des Zürcher Ressourcen Modell (ZRM) orientieren sich am Rubikon – Prozess und sind demnach ebenfalls fünf Stück. Unterteilt werden können sie in Phase 1: übergreifend mit „Das Thema" benannt. Hierbei wird ein durchdringender Reflexionsprozess in Gang gesetzt. Es vollzieht sich ein Übergang vom Bedürfnis zum Motiv. In Phase 2 – vom Thema zum Ziel, geht es darum den metaphorischen Rubikon zu überschreiten. Es wird schließlich die Intention formuliert, wieso man das ZRM in Anspruch nimmt. Danach gibt es kein Zurück mehr. In Phase 3 wird nachfolgend versucht, die gesteckten Ziele im Gehirn festzusetzen. In Phase 4 wird festgelegt wie die Umsetzung der Ziele explizit durchgeführt werden soll. In Phase 5 wird der gesamte Prozess schließlich nochmal reflektiert und es folgt die Umsetzung in die Praxis. [12]

Übertragen auf das Selbstmanagement im Studium bedeutet dies nun folgendes: Unser Erfahrungsgedächtnis ist maßgeblich für unser Verhalten verantwortlich. Die Inhalte jenes Gedächtnisses, sind durch verschiedene Lernprozesse entstanden. Daraus folgt, dass sich das Verhalten ändert, wenn man etwas Neues dazu lernt. Da unser Gehirn möglichst sparsam arbeitet, lässt es viele Prozesse im Hintergrund automatisch ablaufen.

---

[12] Vgl. Jochum, E./ Jochum, I./ Koch, A. (2011), S. 62-69

Ressourcenaktivierung steht im Zentrum. Und genau hier kommt das ZRM im Studium ins Spiel. Da man gewöhnlich nur äußerst knappe Zeit zur Verfügung hat, ist es wichtig, so viele Prozesse wie möglich automatisch ablaufen zu lassen, um Ressourcen zu sparen. Zunächst müssen die neuen Verhaltensweisen jedoch neu erlernt und auch probiert werden. Nach häufigen Wiederholungen jedoch automatisieren sich die Prozesse und die vorhandenen Ressourcen können anderweitig verwendet werden. Somit ist das ZRM ideal für Studierende geeignet.

Zeitmanagement

Abschließend kommen wir noch auf das Zeitmanagement zu sprechen, welches wie bereits erwähnt ein Teilaspekt des Selbstmanagements darstellt. Im Grunde genommen geht es darum, seine vorhandene Zeit zu fokussieren und zu entscheiden für was genau nun die Zeit verwendet werden soll. Es soll verstanden werden, dass einem in der Regel genügend Zeit für die vorhandenen Aufgaben zur Verfügung steht. Erster Schritt muss sein, Wichtiges von Unwichtigem zu trennen. Hier wird schließlich der Bogen zum Zeitmanagement im Studium gespannt.

Ziel ist es die Effektivität der Arbeit in den Vordergrund zu rücken und nicht die Effizienz. Um das zu erreichen gibt es einige Modelle, von denen ich im weiteren Verlauf einige vorstellen werde. Zunächst das Pareto-Prinzip oder auch 80:20 – Regel genannt. Dieses besagt, dass bei einem Projekt 80% der Ergebnisse in 20 % der Zeit geschaffen werden, während die restlichen 20 % die meiste Arbeit verursachen. Bedeutet für den Studierenden zu überprüfen, inwieweit die geplanten Schritte tatsächlich zur Zielerreichung beitragen. Dieses Prinzip findet Anwendung im Eisenhower – Prinzip und der ABC – Analyse. Beim Eisenhower – Prinzip werden die zu erledigenden Aufgaben in Kategorien unterteilt von wichtig und dringlich bis unwichtig und wenig dringlich. Diese Abstufung erfolgt in A-, B-, C – Aufgaben und dem Papierkorb. Die ABC – Analyse hingegen unterteilt die anstehenden Aufgaben prozentual in A-, B- und C- Aufgaben. Um dieses Prinzip schließlich in der Praxis anzuwenden werde ich eine Checkliste vorstellen, die die verschiedenen Schritte beinhaltet. Diese Checkliste findet sich auch in den Anlagen wider. Im zweiten Schritt geht es darum, die richtige Zeitplanung zu erlernen. Eine Methode hierfür ist die 60:40 Regel. Grundaussage ist, nur 60% der Arbeitszeit aktiv zu verplanen und 40% für unerwartete Aktionen bzw. spontane Aktivitäten offen zu halten. Wendet man schließlich eines der vorgestellten Konzepte an, darf diese Planung nur 60% der Gesamtzeit ausmachen. Der dritte und letzte große Schritt bezieht sich schließlich auf einen Selbst. Für den Studierenden ist es in dieser Phase wichtig, sich selbst und seinen

Arbeitsstil zu analysieren und etwaige Fehler auszumerzen. Zunächst müssen die sogenannten Zeitfresser eliminiert werden. Diese sind Verhaltensweise, welche eine ungünstige Arbeitsweise charakterisieren. Hierfür werde ich ebenfalls eine Checkliste mit Zeitfressern vorstellen, sowie auch an die Zuhörer austeilen. Sie ist ebenfalls in den Anlagen zu finden. Des Weiteren haben Menschen eine gewisse Arbeitsmoral von Kindheitstagen an durch Erziehung, äußere Einflüsse, etc. erfahren. Diese laufen automatisch ab und werden als innere Antreiber bezeichnet. Diese führen dazu, dass sich Menschen in gewissen Situation nicht angemessen verhalten. Um dies entgegenzuwirken sollen sogenannte Erlauber in den Denkmechanismus integriert werden. Dies werde ich anhand einer Gegenüberstellung von Antreiber und Erlauber darstellen. Abschließend sollte man seine täglichen Handlungen, die man ganz selbstverständlich tätigt, hinterfragen. Seiwert entwickelte vier solcher Fragen, die man sich immer wieder stellen sollte. Diese sind: Warum überhaupt? Warum ich? Warum gerade jetzt? und Warum in dieser Form? [13] Hieran schleißt sich die Delegation von Aufgaben an, die eine Form von Selbstentlastung ist. Stroebe hat eine Checkliste entwickelt, die eine Einschätzung der inneren Widerstände gegen Delegation gibt. [14] Diese Checkliste werde ich ebenfalls vorstellen, sowie den Teilnehmern der Präsentation in Papierform aushändigen. Damit schließt das Konzept der Präsentation ab.

d) Prinzipien und Regeln zur PowerPoint Foliengestaltung

Als Beispiel zur Foliengestaltung dient das Zürcher Ressourcen Modell (ZRM). Erster Schritt ist es, die Folie zu gestalten. Als Schriftart verwende ich Arial, da es eine Schriftart mit sauberen Buchstaben ist, weswegen man sie auch noch aus größerer Entfernung gut lesen kann. Da die Gruppe der Zuhörer mit 25 Personen relativ niedrig ist und es auch altersmäßig keine Ausschläge nach oben gibt, sollte Schriftgröße 44 für Hauptüberschriften, Schriftgröße 32 für Unterüberschriften und Schriftgröße 20 für die eigentlichen Hauptaussagen und Stichworte ausreichen. Die Schriftfarbe ist durchgehend ein standardmäßiges Schwarz. Überschriften werden durch fettgedrucktes hervorgehoben. Die Farben der Folien werden relativ schlicht gehalten. Lediglich an den Rändern werde wenige Hell – und Dunkelgrünelemente zu sehen sein, da die meisten Assoziationen hierzu als beruhigend und positiv beschrieben werde. Dies eignet sich bestens, um den Zuhörern die wichtigen Aussagen der Präsentation näher zu

---

[13] Vgl. Seiwert, L.J. (1988), S.205
[14] Vgl. Stroebe, R. W. (2000), S.88

bringen. Auf dynamische Animationen oder Einblendeffekte werde ich überwiegend verzichten, da der Fokus auf den Inhalt gelegt werden soll und die Effekte unter Umständen ablenken. In der Regel werden auf den Folien lediglich Stichworte und Schlüsselelemente zu sehen sein.

e) Komponenten, die für den Erfolg einer Präsentation verantwortlich sind

Erster Schritt für eine gelungene Präsentation muss es, den vorzutragenden Stoff sicher und optimal zu beherrschen, um diesen wirkungsvoll darlegen zu können. Grundlage hierfür ist es, schon einige Tage vorher die Präsentation zu üben. Generell lässt sich sagen, dass das Üben eines Vortrags einen der wichtigsten Punkte der Vorbereitung darstellt. Dadurch fühlt man sich sicher und selbstbewusst. Dies nehmen Zuhörer wahr und empfinden den Vortrag als positiv. Außerdem ist es wichtig stabil und sicher zu stehen, um keine Unruhe zu demonstrieren. Man sollte nicht etwa ständig von Bein zu Bein wippen. Des Weiteren sollte darauf geachtet werden, dass Gestik und Mimik durchweg positiv sind. Ein positives Bild des Präsentators überträgt sich auch auf das Publikum, sie empfinden ihn als angenehm und so auch den Vortrag. Auch in Bezug auf die Sprache und Lautstärke des Sprechens sollte darauf geachtet werden, keine langen, mit Fachwörtern gespickte Sätze zu verwenden, da dies für das Publikum ermüdend wirkt und sie dem Vortrag nicht durchgehend folgen können. Um Eintönigkeit während des Sprechens vorzubeugen, sollte man immer mal wieder die Lautstärke modifizieren. Generell sollte man lebendig wirken und zeigen, dass man von seinem Vortrag überzeugt ist und hinter dem steht, was man vorträgt. Authentizität ist das Grundgerüst jedes gelungenen Vortrags. Ein weiterer Aspekt, um Langweile vorzubeugen und die Aufmerksamkeit der Zuhörer nicht zu verlieren, ist es, Pausen einzulegen. So können die Gehirne der Zuhörer das Gesagte verarbeiten und das Publikum wird am Ende feststellen, dass sie Allem gut folgen konnten. Dies spricht für die Qualität der Präsentation und wird als positiv aufgefasst werden. Vor allem beim bearbeitetem Thema dieser Präsentation kann gesagt werden, dass das Publikum den Vortrag als Erfolg wahrnimmt, wenn sie einige der Modelle zum Selbstmanagement verstanden haben und wissen wie sie diese für sich selbst anwenden können. Auch wenn das zu verwendende Medium nicht im Mittelpunkt stehen sollte ist es dennoch unerlässlich, sicher und souverän mit diesem umgehen zu können. Außerdem ist es wichtig klar und strukturiert vorzugehen, hierbei sollen vor allem die Kernbotschaften genannt werden. Wenn diese immer wieder wiederholt werden, wissen die Zuhörer auch am Ende noch, worum es eigentlich ging. Kann der Präsentator die Materie so darstellen, dass alles verständlich ist und jeder wenigstens die Kernbotschaften nennen kann, kann man von einem durchweg erfolgreichen Vortrag sprechen.[15] Insgesamt kann gesagt werden, dass es drei große Bereiche gibt, die für den Erfolg einer Präsentation maßgeblich sind. Hierzu gehört der Präsentator selbst in Bezug auf Körpersprache, Dynamik und Sprache. Als zweites der Vortrag in Bezug auf Inhalt, Gestaltung und Länge bzw. Langwierigkeit und schließlich die Vorbereitung. Hierzu gehören das Üben der Präsentation, der Umgang mit den zu nutzenden Medien und dem Layout der Folien, Tafelbilder Flipchartanschriebe, vor allem in Bezug auf Sauberkeit, Leserlichkeit und Menge an Text. Wichtig ist nicht zu viel Text zu verwenden, sonst ist die Folge, dass das Publikum nur noch die Texte liest anstatt dem Präsentator zuzuhören. Dieser steht im Mittelpunkt des Vortrags. Wird dieser positiv aufgenommen, wird auch der Vortrag an sich positiv bewertet.

f) Reflexion der Lernerkenntnisse

Bei früheren Präsentationen war es häufig so, dass zunächst die Gestaltung der Folien, Plakat, etc. im Vordergrund stand. Erst im zweiten Schritt ging ich zum eigentlichen Thema bzw. Inhalt der Präsentation über. Uns wurde beigebracht mit Effekten und Animationen zu arbeiten, um die Aufmerksamkeit des Publikums zu generieren. Durch die Lektüre dieses Moduls stellte sich dies jedoch als fehlerhaft heraus, da es die Zuhörer eher ablenkt. Dies habe ich dementsprechend in dieser Einsendepräsentation beachtet. Das Hauptaugenmerk lag klar auf dem Inhalt, den ich vermitteln wollte. Die optische Gestaltung wurde diesmal schlicht und einfach, aber effektiv gehalten.

Als Lerngewinn sehe ich vor allem, wie Medien eingesetzt werden sollen. Jahrelang dachte ich, PowerPoint bzw. eine foliengestützte Präsentationsform sei das ideale Medium. Durch dieses Modul bekam ich jedoch aufgezeigt, dass dies keineswegs der Fall ist. Des Weiteren bekam ich einen guten Überblick über die einzelnen Medien und ihr Einsatz generell. So kann ich in zukünftigen Präsentationen die einzelnen Formen nach

Vor – und Nachteilen untersuchen, um schließlich das richtige Medium bzw. die richtigen Medien auswählen.

---

[15] König, A. (2014)

Es wurde mir durch die Lektüre bewusst, dass ich ein völlig falsches Bild der neuen Medien bzw. Medien generell habe. Ich dachte immer, ein Medium ist elementarer Bestandteil jeder Präsentation. Dass jedoch hierdurch der Fokus vermehrt auf das visuelle Medium gelegt wird, wurde mir erst durch dieses Modul bewusst. Niemals hätte ich gedacht, dass selbst ein sehr wichtiger Vortrag mit der richtigen Vorbereitung und dem richtigen Auftritt praktisch ohne Medium auskommen kann.

In Zukunft werde ich auf jeden Fall die Wichtigkeit des Mediums reduzieren und meinen absoluten Fokus auf den Inhalt legen. Zum einen wie ich diesen vorstellen werde, sowie durch welches Medium ich den Vortrag unterstützen kann. Es wird nicht mehr vorkommen, dass das Medium bestimmend ist. Ich werde mich als vortragende Person viel präsenter zeigen, um den Fokus der Zuhörerschaft umzulenken. Außerdem werde ich den Vortrag im Einzelnen viel genauer planen. Wann sage ich was, wie betone ich das Ganze. Welche Medien nutze ich zu welcher Zeit oder wann werde ich eine Pause machen und wann werde ich unter Umständen leiser und/oder langsamer sprechen.

Anlagen

Anlage 1: Checkliste A-B-C-Analyse

1. **Schritt:** Aufgaben, die für bestimmten Zeitraum anfallen, auflisten
2. **Schritt:** Aufgaben nach ABC-Raster bewerten
3. **Schritt:** jeweiligen Zeitbedarf abschätzen
4. **Schritt:** Überprüfen, ob der angedachte Zeitaufwand auch der Wichtigkeit der Aufgaben entspricht
5. **Schritt:** Entscheiden, welche Aufgaben in welcher Weise erledigt werden

Anlage 2: Checkliste nach Stroebe

- Detail- und Routineaufgaben werden bevorzugt
- Falsches Verständnis von Delegation
- Mangelnder Mut zum kalkulierten Risiko
- Mangelnde Fähigkeit, Delegationsbereiche zu schaffen
- Mangelnde Fähigkeit, Mitarbeiter einzuweisen und zu fördern
- Furcht davor, dass Mitarbeiter eine Delegation ablehnen
- Gefühl haben, selbst besser entscheiden zu können
- Mangelndes Vertrauen in Mitarbeiter
- Angst vor Konkurrenz durch gute Mitarbeiter
- Angst vor Autoritätsverlust

Literaturverzeichnis

Jochum, E./Jochum, I./Koch, A. (2011), Selbstmanagement, 4. Aufl., Studienbrief der SRH Fernhochschule, Riedlingen.

König, A. (2014), So gelingen Präsentationen, https://www.tecchannel.de/a/so-gelingen-praesentationen,2062565, abgerufen am 07.06.2018.

Maurischat, C., (2001), Erfassung der „Stages of Change" im Transtheoretischen Modell Prochaska's – eine Bestandsaufnahme, Albert-Ludwig-Universität Freiburg, Freiburg.

onpulson, (2018), Zeitmanagement, Campus Verlag, Kassel.

Schmelzer, D., (1999), Der Selbstmanagement-Ansatz als Rahmenkonzept für Beratung und Therapie. In: beratung-aktuell, Ausgabe 1-1999.

Seiwert, L.J., (1988), Das 1x1 des Zeitmanagements, 8. Aufl., Landsberg am Lech.

Stroebe, R.W., (2000), Arbeitsmethodik 1, 8. Aufl., Sauer I. H. Verlag GmbH.

Thiele, A. (2010), Präsentieren ohne Stress, 1. Aufl., Frankfurt.

Wiese, B. S., (2008), Selbstmanagement im Arbeits- und Berufsleben, Zeitschrift für Personalpsychologie, 7, S. 153-169.

ZRM (2013), Zürcher Ressourcen Modell. In: http://www.zrm.ch/index.html, abgerufen am 05.06.2018.

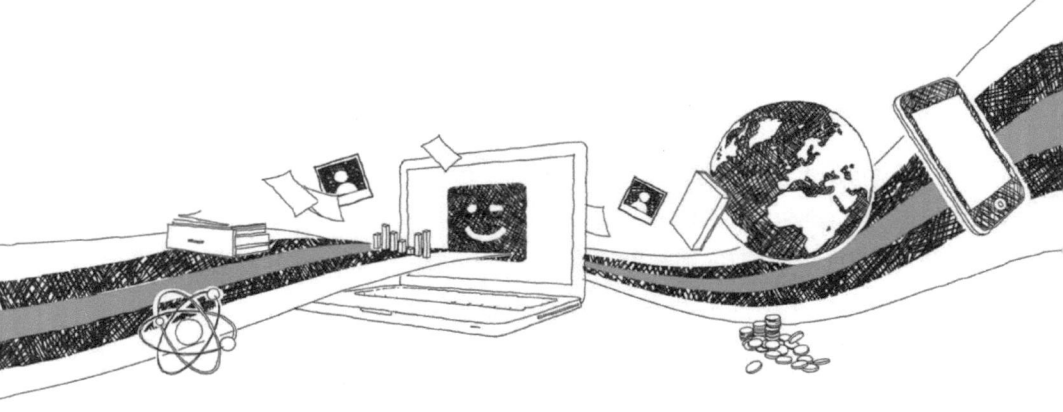
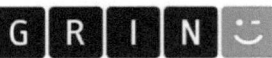